DE

L'ILÉO-TYPHUS AMBULATORIUS

PAR

Auguste DAMPEIROU,

Docteur en médecine de la Faculté de Paris.

PARIS

A. PARENT, IMPRIMEUR DE LA FACULTÉ DE MÉDECINE

[29-31, RUE MONSIEUR-LE-PRINCE, 29-31

1876

DILECTIS

DE

L'ILÉO-TYPHUS AMBULATORIUS

Dans le cours de nos recherches bibliographiques à propos
du sujet qui nous occupe, nous avons vu l'appareil symptomatique qui le caractérise, désigné par M. Guilbert (de Périgueux),
que nous citons plus loin, sous le nom de *Typhus ambulatorius*.
D'autre part, nous avons lu dans Niemeyer une description
des cas légers de typhus exanthématique que cet auteur dé-
signe aussi sous le nom de *Typhus ambulatorius*. Pour qu'on
ne se méprenne pas sur nos idées à ce sujet, nous changeons,
d'après l'observation que nous en a fait M. le professeur Charcot,
ce titre de *Typhus ambulatorius* en celui d'*Iléo-typhus ambulatorius*, pour désigner et traiter la forme légère de la fièvre typhoïde que M. Guilbert a eue en vue. Le typhus, en effet, n'est
n'est pas un, on admet aujourd'hui les deux variétés de typhus
exanthématique et de typhus abdominal ou fièvre typhoïde; ce
serait donc laisser place à une fausse interprétation que de
dire *Typhus ambulatorius* sans autre épithète qui caractérisât la
variété que l'on décrit. Quant au terme *ambulatorius*, il dé-
signe simplement une manière d'être de l'affection qui n'est
pas propre à notre typhus en particulier, mais aussi au typhus
exanthématique, à la pneumonie, à la fièvre jaune, etc.

Parmi les nombreuses maladies qu'il est donné au clinicien d'observer dans la pratique hospitalière et dans la pratique civile, il en est une des plus communes et, par suite, des plus intéressantes à étudier et à connaître : la fièvre typhoïde. Endémique en certains pays et dans tous les grands centres de population, où elle frappe particulièrement les étrangers, c'est-à-dire les individus non acclimatés, cette affection prend souvent le caractère épidémique sous l'influence de la contagion, et surtout de la contagion par infection comme l'ont montré les nombreuses observations publiées et commentées par MM. Bretonneau, Leuret, Gendron, Pone, Piedvache (de Dinan), etc. Ce dernier auteur a prouvé l'origine par transmission au moins pour les petites localités ; pour les grands centres, il est beaucoup plus difficile d'arriver au même résultat, aussi la question est-elle contestée.

Quoi qu'il en soit des conditions exactes de cette généralisation, la fièvre typhoïde est nettement caractérisée, au point de vue anatomo-pathologique et les lésions qu'elle entraîne fatalement avec elle nous sont trop connues depuis les mémorables travaux de Louis, de Chomel, d'Andral, de Graves, de Trousseau et de Grisolle, travaux complétés par les micrographes contemporains, pour qu'il soit utile de les rappeler ici. Ce serait du reste agrandir par trop le cadre modeste dans lequel nous voulons nous renfermer. Disons seulement que la lésion pathognomonique, l'éruption furonculeuse de l'intestin n'est pas en rapport avec l'intensité ou la bénignité des phénomènes généraux, avec la marche et la durée de l'affection qui nous occupe, et ceci, contrairement à ce qui s'observe dans certaines fièvres éruptives, par exemple, dans la variole et dans la scarlatine.

Au point de vue clinique, la fièvre typhoïde n'est pas une; tantôt, elle est franchement accusée dès le début, puis elle suit sa marche régulière, fatale, et c'est alors qu'on peut la regarder comme type et l'appeler avec raison la fièvre des vingt-un jours; tantôt, au contraire, sous l'influence de certaines conditions individuelles ou extérieures, elle prend une physionomie spéciale, due à la prédominance de certains symptômes; tantôt enfin elle est latente, elle est *fruste*, pour nous servir de l'heureuse dénomination appliquée par Trousseau à certaines varioles dont les symptômes étaient peu nets et l'évolution incomplète. En un mot, elle peut se traduire par diverses expressions symptomatiques importantes à connaître au lit du malade pour porter un pronostic judicieux et appliquer une thérapeutique rationnelle. Ce sont ces diverses formes de la fièvre typhoïde que nous allons rapidement passer en revue, nous réservant d'insister sur les formes les plus légères, car, dans ces cas, une erreur de diagnostic pourrait être préjudiciable au malade. « Il faut, en effet, dit M. Guilbert (1) (de Périgueux), éviter par des soins intelligents, même par de simples précautions hygiéniques, que la forme légère ne devienne grave et arriver ainsi à faire de la médecine qui voit, prévoit, prévient. »

Ces formes, créées par les anciens qui n'avaient pas compris l'unité pathologique de la fièvre typhoïde, existent en réalité pour le clinicien, nous l'avons dit. Les unes sont graves et durent de **20** à **40** jours, les autres sont légères et ne durent que **12**, **15** et **18** jours. Griesinger parle même d'une fièvre

____

(1) *Union médicale*, 1869; page 81, tome 1.

typhoïde n'ayant duré que 5 jours (1). Et, d'après M. Jaccoud, il y aurait un rapport à peu près constant entre la gravité et la durée de la maladie, sauf dans un cas, à savoir : lorsque la température s'élève rapidement très-haut et s'y maintient. Cette variété (forme ataxique primitive, hyperthermique) peut tuer du 6ᵉ au 14ᵉ jour.

Parmi les formes graves se place tout d'abord la forme ataxique que Huxham a décrite sous le nom de fièvre typhoïde lente, nerveuse, vu sa lenteur et sa bénignité apparentes. Elle a en effet un début insidieux, dans la plupart des cas ; le malade accuse du malaise, un sentiment de courbature, d'affaissement ; il y a de l'inappétence, peu ou pas de diarrhée, pas de météorisme. Du côté des poumons, on ne remarque rien de particulier, il n'y a que quelques râles muqueux mêlés à de rares râles sibilants. Enfin, il y a du délire, mais un délire calme, de la trémulation musculaire, des soubresauts des tendons. Quant à la température, elle n'a pas cette marche caractéristique que l'on observe dans la fièvre typhoïde normale. La période d'ascension est très-longue, la période d'oscillation fait défaut, car les oscillations ne sont pas uniformes et peuvent être, dans les 24 heures, de 1 à 2 degrés ; la troisième période, ou période d'effervescence est lente, elle aussi, souvent interrompue, de telle sorte qu'elle ne donne pas de renseignements précis sur l'état du malade, sur le moment où s'établit la convalescence. Ajoutons que les forces sont déprimées et se dépriment de plus en plus, et que le malade meurt souvent consumé par la fièvre.

Une deuxième forme, qui s'observe surtout chez les individus alcooliques, c'est la forme ataxique marquée par des phénomènes nerveux intenses, et surtout par une courbe ther-

---

(1) *Maladies infectieuses,* page 199.

mométrique très-élevée dès le début, ce qui constitue la différence de la forme cérébrale ou cérébro-spinale, dans laquelle il n'y a pas tout d'abord une grande élévation de température, et dans laquelle les phénomènes nerveux n'apparaissent pas dès les premiers jours de la maladie. Ajoutons que cette forme peut s'allier à la précédente et constitue alors la fièvre ataxo-dynamique. Celle-ci est ordinairement primitive, mais elle peut aussi faire suite aux autres formes.

Nous ne citerons que pour mémoire les formes abdominales, thoraciques, qui sont suffisamment caractérisées par leur dénomination. Restent les formes légères de courte durée, formes qui, à proprement parler, n'ont pas de raison d'être en tant que variétés, car elles ne sont marquées que par quelques différences dans les débuts de la maladie. Parfois, en effet, on observe tous les symptômes d'une fièvre franchement inflammatoire, et ce n'est qu'au bout de quelques jours qu'on voit se produire l'appareil symptomatique de la fièvre typhoïde ; c'est la forme inflammatoire. Parfois encore, il y a au début un catarrhe gastro-duodénal, étendu aux voies biliaires, comme l'observa Tissot, dans l'épidémie de Lausanne (1755). : — bouche amère, langue blanc jaunâtre, nausées, vomissements, etc., — puis cet état se transforme en fièvre typhoïde ; c'est la forme bilieuse ou gastrique. D'autres fois enfin, et cela surtout chez les individus mal constitués ou affaiblis, on constate, outre les symptômes de la forme précédente, des phénomènes de catarrhe du côté des autres muqueuses, c'est là la variété dite forme muqueuse.

Telles sont les principales variétés admises par les pyrétologistes, variétés reposant, au moins pour les formes légères, sur le début, et non sur la marche et la durée de la fièvre. D'autre part, elles se combinent entre elles, et dans bon nombre de cas l'une, la forme adynamique ou ataxique, vient terminer l'une quelconque des autres formes.

Ajoutons, pour être complet sur ce point, que certains auteurs, se basant sur des syndrômes, ont voulu créer d'autres formes morbides, la forme arthritique, la forme péritonéale, mais nous n'y insisterons pas, la localisation de tel ou tel symptôme prédominant à peine ne devant pas suffire pour constituer une forme morbide.

Nous n'avons, du reste, cité ces dernières variétés que pour servir de trait d'union entre le *processus morbide* grave et le *proeessus morbide* léger, objet de cette étude. Celui-ci est aussi variable, aussi bizarre, si l'on veut nous permettre le mot, dans ses manifestations, que sont différentes, dans leur marche, dans leur durée, dans leur terminaison, les phénomènes de la fièvre typhoïde grave. Et nous ne pouvons mieux faire que de citer tout d'abord les paroles d'hommes compétents en questions de clinique, qui, sous des désignations différentes, ont évidemment décrit l'affection que nous avons en vue.

« Il est des fièvres typhoïdes, dit Grisolle (1), dans lesquelles les symptômes sont non-seulement remarquables par leur peu d'intensité, mais encore il en est beaucoup qui manquent ou qui ne sont qu'éphémères. C'est ainsi qu'il est des malades chez lesquels un appareil fébrile continu, de médiocre intensité, et la perte d'appétit sont à peu près les seuls symptômes qui fixent l'attention du médecin. S'il y a eu de la céphalalgie au début, elle n'a été que peu intense et passagère ; le dévoiement est peu abondant ou bien il manque. Les malades peuvent même être constipés. Le ventre n'offre aucune intumescence, la rate conserve son volume ; il n'y a aucun phénomène cérébral grave ; il existe peu de vertiges, peu ou point d'in-

(1) *Traité de Pathologie interne*, t. I, pages 37 et suiv.

somnie ; enfin la prostration est parfois si modérée que des malades peuvent se lever et même vaquer à quelques occupations peu fatiguantes. C'est à ces cas, qui se présentent fréquemment dans la pratique, qu'on a donné le nom de fièvres typhoïdes latentes.

« La fièvre typhoïde, dit Valleix (1), peut se manifester avec des symptômes si légers que les malades ne sont pas obligés de s'aliter. Ils éprouvent seulement des malaises de l'affaiblissement, de la diarrhée ; ils peuvent encore vaquer à leurs occupations : c'est la forme dite latente ou insidieuse. »

« C'est à la fièvre muqueuse, particulièrement, que se réfèrent les cas désignés aujourd'hui sous le nom de fièvre typhoïde latente : cas qui guérissent presque toujours avant que le diagnostic ait pu être établi péremptoirement ; mais qui parfois donnent la mort par des catastrophes, telles que la perforation, l'hémorrhagie, etc. » (Requin et Charcot) (2).

Il n'est guère facile, on le voit, pour ne pas dire à peu près impossible, de faire la symptomatologie exacte de l'*Iléo-typhus ambulatorius*. Ce qui a fait donner ce nom à la forme la plus légère, au point de vue des symptômes de la fièvre typhoïde, c'est en effet l'excessive bénignité de ces symptômes, leur absence à peu près complète. Dans quelques cas nous voyons la maladie s'annoncer par un sentiment de faiblesse ou de lassitude qui n'est jamais assez grand pour empêcher le malade de se livrer à ses occupations. A cela se joint une céphalalgie légère, quelquefois une diarrhée peu intense et qui disparaît même au bout de deux ou trois jours, Cet état dure un ou deux septenaires, puis le malade a un petit frisson, un peu d'accélération du pouls ;

---

(1) Valleix, t. I. Mal pestilentielles. *Guide du praticien.*
(2) *Éléments de Path. méd.* — Article Pyrexies, par Requin et Charcot.

son sommeil est agité par des rêves, la diarrhée reparaît. Bientôt, c'est-à-dire deux, quatre ou six jours après, ces phénomènes disparaissent successivement et le malade est complétement
guéri au bout de trois semaines de malaise plutôt que de maladie. Dans d'autres cas, que nous ne dirons pas plus graves
que les précédents, car nous verrons sous peu que la gravité
de la maladie ne réside pas dans le plus ou moins grand nombre ou le plus ou moins d'intensité des symptômes, dans d'autres
cas, disons-nous, on constate un peu de bronchite, quelquefois
des épistaxis, du ballonnement du ventre, un peu de douleur
à la pression ; la rate elle-même présente une augmentation de
volume ; les rêves peuvent aller jusqu'à un léger délire, la température, normale le matin, éprouve le soir une élévation de
quelques dixièmes; la langue est un peu sèche, l'appétit nul.
C'est là, croyons-nous, que doit s'arrêter la description des
symptômes de la fièvre typhoïde fruste, latente, car si quelques-
uns de ces symptômes s'accentuaient, si la température surtout
dépassait le chiffre que nous indiquions tout à l'heure, nous
aurions affaire à la fièvre typhoïde type, classique. Nous devons
cependant ajouter que dans notre observation I nous avons eu
un précieux élément de diagnostic, l'éruption ; quelques-unes
des taches qui la composaient avaient, il est vrai, une apparence inaccoutumée, mais les autres étaient bien véritablement
des taches rosées lenticulaires.

Est-ce à dire que l'on ne puisse pas établir le diagnostic de l'*Iléo-typhus ambulatorius?* Non, sans doute ; mais on ne peut se dissimuler les difficultés inhérentes à la question, surtout au début de la maladie. Dans la majorité des cas on devine plutôt qu'on ne voit, et c'est dans ces circonstances que se révèle le vrai clinicien, le médecin perspicace qui « prévoit et prévient, » comme nous le disions au commencement de cette étude.

Donc, au début, les symptômes que l'on observe n'indiquent pas par eux-mêmes à quelle affection on a affaire, et surtout, sont insuffisants au point de vue du pronostic. L'embarras gastrique avec fièvre, les affections catarrhales peu prononcées, la fièvre inflammatoire simple, certaines phlegmasies viscérales, voire même certaines fièvres éruptives, offrent des symptômes initiaux à peu près les mêmes, c'est-à-dire ne présentent entre eux que quelques différences au point de vue de l'intensité et de la durée. Ce n'est donc pas sur eux que doit compter le praticien jaloux de la solution exacte du problème. Il doit attendre, faire de l'expectation, mais il peut avoir des présomptions. Celles-ci seront basées sur l'âge du sujet, sur ses antécédents, sur son habitus extérieur, sur la constitution médicale du moment. Mais ce n'est pas avec ces seuls éléments que l'on pourra faire un diagnostic et porter un pronostic. Il faudra alors chercher si, dans la maison, dans la ville et même dans les environs, il ne s'est pas présenté de cas de fièvre typhoïde ; car, si cela était, et s'il était prouvé que le malade n'eût fait aucun écart de régime qui pût faire croire à un embarras gastrique, la supposition d'un commencement d'affection typhoïde devrait venir à l'esprit du médecin. Nous disons supposition, car la certitude ne peut arriver que si les phénomènes actuels s'aggravent ; par exemple l'éruption, la bronchite, l'élévation de la température, ou même sa persistance au même degré, car, d'après Chomel, et Grisolle est venu corroborer l'opinion du célèbre auteur de la *Pathologie générale*, lorsqu'on est en présence d'un malade en proie à une fièvre aiguë qui se maintient au delà du huitième jour et que rien n'explique, on est en droit d'affirmer la fièvre typhoïde. De plus, si ce moyen ne peut être mis en pratique, l'examen du sang peut encore aider au diagnostic; Andral a, en effet, démontré que dans les phlegmasies il y a augmentation de la fibrine, tandis que dans les pyrexies cet élément du sang reste en quantité normale ou diminue.

Quant aux états dits typhoïdes, ils ne doivent pas entrer ici en ligne de compte ; nous les signalons comme cause d'erreurs possibles, surtout lorsqu'ils sont peu accentués, d'autant qu'ils sont parfois consécutifs à une affection latente ou peu caractérisée, et cela surtout chez les enfants.

«Les malades, dit Grisolle, guérissent presque toujours avant que le diagnostic ait pu être établi sûrement ; cependant quelques-uns succombent parfois, par suite d'une aggravation subite dans les symptômes et plus souvent encore par l'apparition de quelques phénomènes nouveaux, comme une hémorrhagie ou une perforation intestinale, accidents qui donnent au diagnotic, jusqu'alors douteux, une grande certitude. »

De son côté, Valleix, après avoir appelé cette forme *insidieuse* ajoute : « Mais la maladie, si nous osons ainsi dire, ne perd pas ses droits, et son réveil est terrible. C'est, en effet, dans la plupart des cas de ce genre que l'on voit survenir, pendant la convalescence, les perforations intestinales et la péritonite mortelle qui en est la conséquence. »

Malgré l'autorité de ces deux auteurs, on peut dire que l'*Iléo-*

typhus ambulatorius n'est pas une maladie grave. On a cité, et nous rapportons nous-mêmes des cas de mort dans la convalescence de cette affection, c'est vrai, mais ce sont des cas que nous avons été obligé de chercher pour les trouver, des cas qui figuraient dans les traités comme des raretés pathologiques, eu égard au nombre considérable de cas d'*Iléo-typhus ambulatorius* que l'on pourrait observer, si tous les malades qui en sont atteints venaient réclamer les soins du médecin, ou si celui-ci, en temps d'épidémie, n'était pas forcé de faire quelquefois un choix parmi les malades.

Nous croyons pouvoir assigner comme durée à la maladie 3 à 5 semaines. Dans l'immense majorité des cas, c'est-à-dire dans ceux qui se terminent par la guérison au bout de 25 à 30 jours, les accidents ont disparu complétement, et ce n'est que rarement que l'on voit la convalescence, — car on peut donner ce nom aux deux derniers septenaires, — durer plus longtemps. Lorsque l'issue doit être fatale, la maladie est en général plus longue.

La mort peut survenir à la suite de trois accidents principaux. Le premier, par ordre chronologique, c'est l'hémorrhagie : elle a sa plus grande fréquence du deuxième au troisième septenaire. A la même date et pendant tout le reste de la maladie, le malade peut mourir de péritonite par propagation; enfin le troisième accident, la perforation et la péritonite consécutive, ne se voit guère que du quatrième au huitième septenaire.

Nous croyons que ce qui fait la gravité de l'hémorrhagie c'est, outre la quantité de sang perdu, l'état de dépression plus ou moins grand du malade. Le nombre des hémorrhagies, car il peut y en avoir plusieurs, aggravera aussi le pronostic qui n'est pas forcément fatal, puisque Trousseau rapporte dans ses cliniques deux cas de guérison après hémorrhagies abondantes, qu'il aurait eus dans sa clientèle, et cite deux médecins dont l'un, M. Ragaine, aurait vu guérir onze malades sur onze, et l'autre, M. Juteau, cinq sur cinq. L'hémorrhagie s'annonce, avant son arrivée à l'extérieur, par un abaissement subit de la température, la décoloration des téguments, le refroidissement des extrémités, la petitesse du pouls qui reste néanmoins aussi fréquent qu'avant.

La perforation intestinale s'annonce d'une façon plus brusque encore : une douleur de ventre subite, violente, exaspérée par la pression, localisée en un point, mais s'étendant bientôt à tout l'abdomen, un météorisme en général considérable; des hoquets, des vomissements porracés; la face est grippée, la peau se couvre d'une sueur visqueuse, le pouls devient petit et fréquent, la stupeur du malade est complète et il meurt dans cet état, au bout de quelques heures en général, emporté par une péritonite suraiguë et généralisée. — Trousseau cite deux cas de mort tardive, l'une surtout. Dans le premier cas, elle se fit attendre soixante-seize heures, dans le second quinze jours. Dans des cas excessivement rares, on peut voir guérir une perforation intestinale. Il faut pour cela que l'ulcération intestinale ayant atteint la tunique séreuse ait enflammé celle-ci sans la détruire. Que ces ulcérations soient en petit nombre ou très-éloignées les unes des autres, la péritonite qui se développera à leur niveau pourra rester circonscrite dans un espace très-limité et n'avoir pas de gravité; de plus, elle produira par propagation d'inflammation, de la séreuse aux anses intestinales, des adhérences entre ces anses et, s'il vient à se faire une perforation au niveau d'une de ces ulcérations, l'épanchement de gaz ou de liquides ne pourra plus arriver dans le péritoine, grâce à ces adhérences, et l'on conçoit que celles-ci pouvant persister assez longtemps pour permettre à la solution de continuité de se cicatriser, le malade guérisse de cette complication.

La péritonite par propagation, beaucoup moins grave comme complication que les deux précédentes, est cependant un accident redoutable, car si elle gagne de proche en proche à la façon d'un érysipèle, elle pourra emporter le malade par sa généralisation à toute la séreuse abdominale. (Stokes, Graves, Trousseau.)

Le traitement de l'*Iléo-typhus ambulatorius* en tant que forme légère de la fièvre typhoïde est le même que le traitement employé dans celle-ci; il faut agir contre les symptômes qui, par leur persistance ou leur développement pourraient affaiblir le malade.

La constipation sera combattue soit par un verre d'eau de Sedlitz, soit par l'huile de ricin (10 à 15 gr.), soit par du calomel à la dose de 5 centigr., seul, ou associé à un purgatif végétal, le jalap, par exemple.

La diarrhée, de beaucoup plus fréquente, doit aussi être traitée si elle trop abondante. On prescrira contre elle des boissons mucilagineuses et astringentes, des lavements amidonnés et laudanisés, du bismuth. Le catarrhe bronchique n'est jamais intense, cependant si on le redoutait, on pourrait appliquer sur la poitrine un badigeon avec de la teinture d'iode.

Mais avant tout, il faut soutenir le malade. On doit lui donner des bouillons, des potages, du vin de Bordeaux et du Midi, de l'extrait de quinquina, soit dans un julep, soit en pilules. On pourra commencer de bonne heure une alimentation solide, sans oublier toutefois que jusqu'au septième ou huitième septenaire le malade est exposé à la perforation intestinale, et que, par conséquent, les aliments solides doivent être donnés suivant certaines règles et avec certaines précautions. La règle consiste à donner des aliments qui soient facilement digestibles, à n'en donner qu'une faible quantité à la fois, sauf à y revenir souvent, et la précaution à les donner sous un état de division qui en rende la digestion plus facile.

Contre l'hémorrhagie on aura recours aux applications permanentes de glace sur le ventre et aux préparations renfermant du perchlorure de fer, du ratanhia, de l'acide sulfurique, etc. Trousseau faisait prendre la potion suivante, par cuillerées, dans la journée :

Eau de Rabel...................	4 gr.
Sirop de ratanhia..............	40 gr.
Eau....................	100 gr.

Puis il employait le quinquina en poudre pour prévenir les répétitions.

Le perchlorure de fer se donne à la dose de 20 à 40 gouttes en potion.

Graves a préconisé l'essence de térébenthine.

Ce même clinicien a employé l'opium dans la perforation, et c'est en effet le seul médicament qui soit utile. Il le donnait à la dose de 10 centigrammes en une seule dose, dès l'apparition de l'accident, et 5 centigrammes d'heure en heure, jusqu'à production de narcotisme.

OBSERVATIONS.

Obs. I. (*Personnelle*). — Le nommé T.... René, 19 ans, garçon coiffeur entre le 13 mai 1876 dans le service de M. le professeur Vulpian, à la Charité, salle Saint-Jean de Dieu, lit N° 10.

Ce malade est arrivé à Paris il y a deux ans; jusqu'alors il avait habité la province (Angoulême). Il y a sept mois, il est retourné dans son pays natal, où il a passé cinq mois après lesquels il est rentré à Paris.

D'une constitution moyenne, il n'a, dit-il, jamais été malade. Ses parents jouissent d'une bonne santé.

Il y a environ quinze jours, il a été pris de fatigue, de malaise, de perte de l'appétit. Il a tenu le lit pendant deux jours. A la suite d'un vomitif qu'il a pris à ce moment il a été atteint de diarrhée, trois ou quatre selles par jour. En même temps que la diarrhée il a eu de nombreuses épistaxis pendant deux ou trois jours. Son malaise augmentant, il se décide à entrer à l'hôpital.

Dès qu'il se présente à la consultation, on lui donne un lit, car il porte sur sa figure le cachet d'une maladie grave, fièvre typhoïde ou tuberculose aiguë.

État actuel. — 14 mai. Le malade est dans le décubitus dorsal; il n'accuse ni céphalalgie, ni vertiges, mais son regard est hébété, intelligence obtuse; les réponses aux questions sont lentes et difficiles. La langue est légèrement rouge sur les bords, l'appétit fait défaut; soif vive. Le ventre n'est pas ballonné. On remarque sur l'abdomen et le thorax une assez grande quantité de taches rosées lenticulaires dont la majeure partie a un caractère nettement papuleux. La diarrhée est légère : une ou deux selles par jour. L'auscultation pulmonaire ne révèle qu'une bronchite très-peu intense. — T. 38° 5.

Traitement. Bouillons, limonade, vin de quinquina, potion avec extrait de quinquina.

15 mai. Amélioration : la diarrhée n'existe plus; pas de douleur ni de gargouillement dans la fosse ileo-cœcale. L'appétit revient. — T. 37° 5. Même traitement.

16 mai. Le faciès est toujours typhique, mais l'hébétude a beaucoup diminué. Le malade se lève et demande à manger. Une portion. A partir de ce jour, la température a toujours été normale.

Les forces reviennent sans que le faciès change néanmoins.

Le mieux va s'augmentant chaque jour et, le 26, le malade est mis à quatre portions. A ce moment les taches rosées lenticulaires vraies ont absolument disparu, mais il reste des traces de celles qui étaient papuleuses, sous forme de taches ou macules brunes un peu saillantes.

Le 28, le malade sort complétement guéri.

Obs. II. — D'après une note due à l'obligeance de M. Coyne, chef du laboratoire de la Charité.

Une jeune fille de 20 ans arrive à Alger, comme femme de chambre, avec une famille française qui y vient passer l'hiver. Elle n'a, tout d'abord, pas été incommodée par le changement d'habitudes et de séjour; mais, au bout de quelques mois elle a senti ses forces diminuer peu à peu, son visage a pris une teinte subictérique, elle a maigri et cependant elle n'avait pas à faire un travail pénible; enfin elle a eu quelques accès de fièvre irréguliers. On la fait entrer à l'hôpital, salle Sainte-Félicité, service de la clinique médicale, dirigé par le docteur Gros.

A l'examen, on ne constate rien de particulier, rien d'anormal qui permette de donner un nom à la maladie qui laisse à cette jeune fille la faculté d'aller et de venir dans la salle, sans autres symptômes qu'un affaiblissement qui va croissant, de la perte d'appétit, un sentiment de malaise général.

Cet état durait depuis trois semaines environ, lorsque la malade fut prise subitement d'accidents abdominaux aigus qui l'emportèrent en quarante-huit heures.

A l'autopsie on trouva, dans la dernière portion de l'intestin grêle, les lésions caractéristiques de la fièvre typhoïde. Les plaques de Peyer étaient ulcérées; quelques-unes de ces ulcérations étaient déjà détergées et en voie de réparation. Celles, plus récentes, qui se trouvaient au voisinage de la valvule iléo-cœcale étaient encore profondes et boursoufflées.

Obs. III (1). — Un charpentier âgé de 25 ans, à Paris depuis sept mois, d'une taille moyenne, d'une constitution médiocrement forte, cheveux noirs, poitrine large, d'une conduite régulière, fut admis à l'hôpital de la Charité le 21 décembre 1822, accusant dix-huit jours de maladie. L'affection aurait débuté le soir, après un repas médiocre, par un frisson suivi de chaleur peu élevée, de diminution de l'appétit, de constipation; la chaleur et la soif étaient restées peu considérables, le frisson ne s'était pas renouvelé. Le malade avait pris tous les jours un peu de vin pur ou mêlé d'eau, et une petite quantité d'aliments qui n'excitaient ni nausées ni douleurs à l'épigastre et étaient suivis seulement de douleurs dans les bras. Une toux légère s'était jointe aux autres symptômes, dans les cinq derniers jours, et le malade, qui n'était venu à l'hôpital que pour y demander des conseils, consentit à y prendre un lit. Il n'avait pas eu de douleurs de ventre.

Le lendemain 22: figure naturelle, intelligence développée, sens intègres, faiblesse peu considérable, nulles douleurs dans les membres, sommeil calme; langue naturelle, soif médiocre, appétit un peu diminué, ventre universellement souple et indolent, urine facile, constipation depuis deux jours; pouls assez plein et large, à 68; chaleur douce; bruit respiratoire mêlé de râle sec et sonore, quelquefois sifflant; crachats clairs; nulle oppression. (Lim., pot. gomm., trois riz; trois bouillons.)

La nuit fut calme, et le lendemain 23, la langue était un peu rouge à son pourtour, la bouche et le ventre comme la veille, le pouls un peu accéléré, la chaleur élevée, le bruit respiratoire un peu sifflant, le malade n'éprouve de douleurs en aucun point. (Même prescription.)

Le 25, à part la couleur de la langue qui était blanchâtre au centre, le malade était dans le même état apparent que le premier

(1) Louis. *Traité de la maladie appelée fièvre typhoïde.*

jour. Il se promena encore le lendemain, comme il le faisait depuis son entrée à l'hôpital et ne se plaignit de rien.

Mais, dans la nuit du 26 au 27, à trois heures du matin, il fut pris *tout à coup* d'une douleur extrêmement vive dans toute l'étendue de l'abdomen, qui persista, sans être accompagnée de frissons, de nausées ou de vomissements.

Le 27, à huit heures du matin, les traits étaient effilés, le visage triste et abattu, jaunâtre et tout empreint de douleur et d'anxiété; les yeux assez naturels, les sens et l'intelligence intègres, le malade immobile, dans la crainte d'augmenter les douleurs que le moindre mouvement exaspéraient; sa figure, plus encore que ses paroles, exprimait ses profondes souffrances; la soif était très-vive, la langue rouge et peu humide, les dents sèches; le ventre ne pouvait supporter la plus légère pression, n'était pas météorisé, ni plus chaud que le reste du corps; les boissons n'exaspéraient pas les douleurs dont il était le siége; le pouls était très-accéléré, étroit et résistant, la toux médiocre. On reconnut, au premier abord, la nature de l'accident; on fit appliquer trente sangsues à l'abdomen et donna des boissons rafraîchissantes à prendre par gorgées. La douleur diminua peu après la chûte des sangsues, et on en appliqua d'autres dans la soirée. — A huit heures, nausées, vomissements qui durèrent toute la nuit.

Le lendemain 28, le caractère de la physionomie était le même que la veille, la couleur de la peau presque cadavéreuse, l'intelligence en bon état, les mouvements du corps un peu moins douloureux que la veille, la langue rouge au pourtour et verdâtre au centre, les vomissements, composés de bile verte, presque incessants, le ventre ballonné et sensible à la pression, le pouls enfoncé, petit, à 145, la chaleur presque naturelle, la respiration très-fréquente. (10 sangsues.)

Il n'y eut pas de vomissements de tout le jour, et les douleurs furent vives pendant la nuit. Le lendemain, elles étaient presque entièrement dissipées, ne se réveillaient que par la pression; le pouls et la respiration étaient encore plus accélérés que la veille, la physionomie et l'intelligence dans le même état.

A midi, le malade, se tournant vers ses camarades, annonça

qu'il n'avait pas longtemps à vivre, demanda à boire et mourut au même instant, au milieu d'un vomissement de bile copieux.

Autopsie, vingt-quatre heures après la mort.

État extérieur. — Rien de remaquable.

Tête. — Congestion passive. — Un peu de sérosité dans les ventricules latéraux.

Poitrine. — Environ un verre de sérosité rouge dans les plèvres.

Abdomen. — Adhérence de la paroi antérieure de l'abdomen à l'épiploon. — Les circonvolutions de l'intestin grêle étaient distendues par des gaz et unies entre elles par des concrétions albumineuses, membraniformes. — Petit bassin rempli d'un liquide trouble, épais, roussâtre, d'une odeur forte. — Les glandes mésentériques étaient peu volumineuses, à part deux des plus rapprochées du cœur... — Sur la fin de l'iléum, à 3 décimètres du cœcum, se trouvait un trou de 4 millimètres de diamètre, pratiqué au centre d'une des ulcérations que je vais décrire. Le jéjunum n'offrait rien de remarquable, mais on voyait, dans toute la longueur de l'iléum, un grand nombre de plaques elliptiques, placées à l'opposite du mésentère, de 12 à 35 millimètres dans leur grand diamètre, de 1 à 2 d'épaisseur, d'autant plus épaisses qu'on s'approchait d'avantage du cœcum, presque entièrement formées par la muqueuse qui était grisâtre et tiquetée de bleu en ce point; les unes ulcérées (huit des plus rapprochées de la perforation), les autres non ulcérées. Les ulcérations étaient plus ou moins larges, augmentaient d'étendue dans le même sens que les plaques acquéraient plus d'épaisseur, avaient pour fond la tunique musculaire amincie dans quelques points. Entre elles s'en trouvaient d'autres plus petites, sur des cryptes agminées, d'une forme irrégulière, ayant à leur centre une matière jaune, friable.

Le reste de l'intestin. — Sain.

Estomac. — Rien.

Rate. — Un peu volumineuse, ramollie.

Obs. IV (1). — *Ulcération typhoïde et perforation de l'intestin dans un cas qui ne présentait pas de symptômes de fièvre typhoïde pendant la vie.*

A. H., âgé de quarante ans, fut admis à l'hôpital Saint-Thomas, pour une maladie du cœur avec hydropisie généralisée, le 7 novembre 1865. Voici l'historique abrégé de son cas : Il y a dix ans, il eut une fièvre rhumatismale et ne put travailler pendant sept mois. Au commencement de cette année, il eut de nouveau une légère attaque de rhumatisme.

Pendant ces deux derniers mois il a été soigné comme malade externe de l'hôpital pour une maladie du cœur, accompagnée d'hémoptysie grave et d'albuminurie. Lorsqu'on l'a admis à l'hôpital, il était déjà atteint d'une hydropisie générale avec malaise et dyspnée extrêmes, congestion pulmonaire intense avec grande pâleur du visage. Sa langue était nette, plutôt sèche. Pouls à 96, petit et irrégulier ; constipation ; urine rare, d'une pesanteur spécifique de 1,012 et presque solide, par suite de la grande quantité d'albumine qui s'y montrait, lorsqu'on la traitait par la chaleur et un acide.

Des purgatifs, des réactifs sur la poitrine, de la teinture de chlorhydrate de fer, des diurétiques et une certaine quantité de stimulants le relevèrent considérablement ; son appétit devint non-seulement bon, mais vorace, et on lui donna des aliments et un régime abondant qu'il continua à prendre jusqu'au 21. Ses intestins cependant réclamaient fréquemment l'usage de poudre de jalap composée, d'huile de castor, etc. La langue était humide, anémique. Un examen soigneux devant les élèves ne fit voir ni éruption ni aucun signe de fièvre. Le 21, l'intestin se relâcha. Le 23, l'appétit lui manqua complétement et il eut un grand état de souffrance générale, se plaignant d'un peu de sensibilité abdominale d'une nature évidemment péritonéale et que l'on attribua à l'inflammation de la membrane séreuse, résultat de son affection rénale. Le 24, il mourut tout d'un coup, après avoir eu pendant quelques heures une diarrhée cuisante, accompagnée d'une grande douleur abdominale.

(1) *Transact. of the pathol. society*, London 1866 (Bennett).

L'examen *post mortem* eut lieu le 25 novembre, on trouva les preuves ordinaires de l'hydropisie généralisée, y compris un refoulement considérable des poumons, résultat d'un épanchement pleurétique. Le cœur était élargi, pesant dix-neuf onces et demie, le ventricule gauche hypertrophié, arrondi au sommet et dilaté. Les valvules de l'aorte étaient épaissies, mais suffisantes en apparence; la valvule mitrale paraissait saine. Le péricarde était recouvert d'un peu de lymphe de nouvelle formation et contenait beaucoup de serum trouble. L'abdomen contenait une quantité de liquide trouble et fétide; la surface du petit intestin était partout congestionnée et les replis voisins de l'iléon étaient agglutinés par de la lymphe de récente formation. Il y avait une petite perforation arrondie dans l'iléon, à environ huit pouces de la valvule iléo-cœcale, l'endroit était recouvert par de la lymphe molle. En examinant la surface muqueuse de l'iléon, on trouvait les plaques de Peyer visibles et blanchâtre, mais sans élévation appréciable; pour le plus grand nombre elles n'étaient pas du tout congestionnées, mais plusieurs d'entre elles présentaient en un point quelconque de leur surface une petite ulcération circulaire. Au centre de l'une d'elles était la perforation déjà mentionnée. Il y avait une autre ulcération profonde auprès de la valvule iléo-cœcale, mais en voie de guérison, et un petit nombre d'autres, plutôt en remontant l'iléon, paraissaient aussi presque guéries. La plus élevée de ces ulcérations, à environ trois pieds au-dessus de la valvule, était plus récente, à bords déchirés, avec une masse épaisse de bourbillon. En redescendant plus bas, on trouvait aussi une petite plaque, ressemblant au dépôt typhoïque, qui n'était pas ulcérée.

La muqueuse de l'estomac, de l'œsophage et des intestins présentait un grand nombre de petites ecchymoses. Le foie était sain, mais la rate un peu élargie. Le rein droit ne pesait qu'une once et demie et présentait un extrême degré de rétraction avec atrophie de la substance corticale. Le gauche était aussi très-malade, quoique pas au même degré.

Cette observation ne justifie guère le titre d'*Iléo-Typhus ambulatorius*, à l'appui duquel nous la citons, cependant, nous croyons pouvoir la faire intervenir, parce que la fièvre typhoïde n'a pu être diagostiquée, et qu'il a fallu l'autopsie pour rattacher à cette affection la complication qui a emporté le malade.

Obs. V (1). — Un tailleur, âgé de 25 ans, entre à la Charité le 31 mai 1825. Il habite Paris depuis neuf mois; accusé vingt jours de maladie et n'a pas gardé le lit.

Dégoût, anorexie incomplète, frissons au début. — continuation des mêmes symptômes; selles rares, taches roses, lenticulaires; au vingt-deuxième jour, quelques douleurs hypogastriques; symptômes de *perforation* au 38ᵉ; mort au 45ᵉ.

Plaques elliptiques de l'ileum ulcérées, une d'elles *perforée* dans le voisinage du cœcum; glandes mésentériques correspondantes un peu rouges, volumineuses, ramollies; rate doublée de volume.

(1) Louis, *loc. cit.*

www.ingramcontent.com/pod-product-compliance
Ingram Content Group UK Ltd.
Pitfield, Milton Keynes, MK11 3LW, UK
UKHW021043120726
13693UKWH00005B/2401